Te $\frac{88}{106}$

QUELQUES CONSIDÉRATIONS

sur

LA DENTITION.

—

C.

QUELQUES CONSIDÉRATIONS

SUR

LA DENTITION,

LA CONSERVATION ET LE REMPLACEMENT

DES DENTS,

PAR

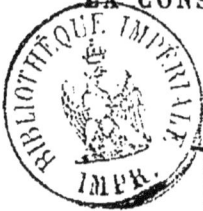

NINCK,

Chirurgien-Dentiste

AGRÉÉ DE L'ACADÉMIE IMPÉRIALE DE MÉDECINE

ET DE CHIRURGIE

DE ST-PÉTERSBOURG,

Bréveté de plusieurs Gouvernements.

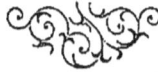

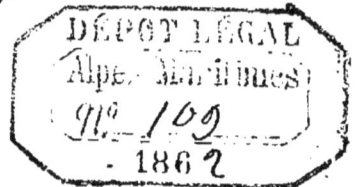
NICE,

Imprimerie, Librairie et Lithographie Ch. Cauvin,

Rue de la Préfecture, 6.

1862.

La perte des dents est une chose si fâcheuse, au double point de vue de la physionomie qu'elle altère et des fonctions digestives qu'elle trouble profondément, que l'on comprend tous les efforts de la prothèse dentaire pour y porter remède. On devrait chercher tout d'abord à prévenir le mal, à garder aussi longtemps que possible les dents naturelles. Le retard que l'on apporte généralement dans la visite au dentiste provient, ou d'une simple négligence beaucoup trop fréquente même dans la classe élevée de la Société et contre laquelle on ne saurait trop s'élever dans l'intérêt de chacun, ou de la persuasion dans laquelle sont beaucoup de personnes que l'on ne peut guérir les maux de dents et que la mission du dentiste ne consiste que dans l'extraction et le remplacement des dents.; ceci constitue une grave erreur qu'il est utile de détruire; je vais tenter de le faire dans l'espoir de rendre service à bien des familles.

Il est nécessaire de faire visiter la bouche des enfants dès l'âge de six ans, époque à laquelle commencent la chûte des premières dents et le travail de la seconde dentition dite permanente. Cette mesure est utile afin de s'assurer de la bonne direction des nouvelles dents qui doivent remplacer celles dites de lait. On doit surveiller attentivement ce travail pendant toute sa durée et, dans le cas de déviation d'une ou de plusieurs dents, il faut y porter remède à l'aide de petits appareils que saura adroitement appliquer le dentiste. Celui-ci ne doit pas être simplement un mécanicien en prothèse, mais un praticien exercé, connaissant les diverses phases de l'évolution de la seconde dentition, car ce travail n'est pas toujours régulier; une dent extraite trop tôt ou sans précaution empêche souvent le développement de celle qui devait la remplacer; il peut arriver, lorsqu'on n'a pas assez étudié la question qu'on prenne une dent temporaire pour une dent permanente et réciproquement, et dans ce dernier cas enlever une dent qui ne pourra plus être remplacée naturellement.

En admettant que tout se soit passé normalement et que les dents soient régulièrement rangées, il ne faudra pas négliger de faire visiter la bouche de temps en temps; car il est des jeunes personnes, surtout celles qui sont faibles de constitution, qui sont sujettes à avoir de bonne heure quelques dents attaquées par la carie, parce qu'il en est qui ne sont pas complétement pourvues d'émail, que d'autres et des plus belles à l'œil peuvent être revêtues d'un émail très friable disposé à se fendre sous l'influence seule de la transition du chaud au froid, ce qui arrive plus souvent qu'on ne le pense; quelquefois une faible partie d'émail détachée

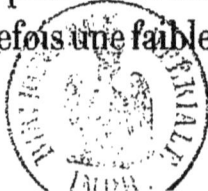

d'une dent par un corps dur détermine en peu de temps une cavité qui va en augmentant jusqu'à déterminer de fortes douleurs si on n'y porte remède par l'oblité-ration (aurification ou plombage).

Les dents douloureuses même, peuvent être obturées après quelques pansements et conservées nombre d'années.

Ici trouvent naturellement place quelques conseils d'une exécution facile. On doit entretenir la bouche en bon état dès qu'il existe quelques dents permanentes, au moyen d'une brosse tendre à laquelle on en substitue une plus dure lorsque l'évolution est termi-née; on doit se servir de poudre dentifrice tous les deux jours et chaque jour de quel-ques gouttes d'élixir dans de l'eau tiède en hiver, à la température de l'appartement en été; l'élixir a pour but de fortifier les gen-cives, de corriger l'haleine et de maintenir la bouche fraîche. Les vinaigres ou acides sous n'importe quel nom doivent être ban-nis; il en est de même de l'emploi du linge et de l'éponge qui laissent toujours quelques résidus séjourner dans les interstices des dents, résidus nuisibles et qui hâtent la carie des dents.

Malgré toutes ces précautions, il est des personnes qui ont le désagrément de voir leurs dents se couvrir de tartre en plus ou moins grande quantité; elles doivent se faire nettoyer la bouche plusieurs fois par an, se servir de la poudre dentifrice chaque jour et faire usage d'une brosse assez dure afin de combattre cette agglomération qui ronge l'émail des dents, les déchausse en peu de temps et ulcère les gencives; la bouche en cet état devient une sorte de foyer d'infection quelquefois peu sensible aux personnes qui le portent mais trop souvent insupportable pour celles qui les approchent.

Prothèse Dentaire.

On ne saurait contester le changement qu'opère dans la physionomie la perte de quelques dents; les joues se creusent, des rides profondes se dessinent et la parole perd de sa netteté, surtout s'il s'agit du devant de la bouche ; en parlant ou en riant on laisse apercevoir des brêches à travers lesquelles s'échappe la salive ; les plus jolis visage sont, par suite, plus ou moins défigurés, et loin de charmer provoquent une impression pénible.

Si l'on a eu le malheur de perdre quelques dents, pourquoi ne pas les faire remplacer immédiatement ; cette mesure, bonne à tous égards, empêche les dents qui restent de se déplacer, car il arrive que si l'on tarde à prendre ce parti, les dents isolées qui auraient été maintenues par de légères montures de dents artificielles bien combinées, ont de la tendance à se porter d'un côté ou d'un autre sous l'effort de la mastication qui les ébranle peu à peu et finit par en provoquer la chûte alors même qu'elles ne sont pas cariées. Il ne s'agit pas ici de dents montées sur de minces crochets en or ou de ligature car on ne ferait que hâter la fin des dents qui les supporteraient et se trouveraient usées en fort peu de temps.

Après avoir expérimenté pendant longues années tous les procédés mis en usage par l'art dentaire, tels que les pièces en or et en platine, celles dites osanores (*Hippopotame*), celles à base d'écaille, d'aluminium , je dois noter ici que l'art dentaire très avancé en France à tous égards n'a rien à emprunter aux procédés Américains. Je suis parvenu, en 1854, avec le concours de mon beau-frère L. N. Winderling , dentiste distingué, à obtenir des bases de dentiers telles que nous osions à peine les souhaiter, c'est-à-dire, une composition pouvant se durcir plus ou moins à notre volonté , souple ou très dure au besoin, légère, résistant aux effets des acides , ne s'altérant ni par la chaleur des aliments, ni par le contact des corps durs. Je posai à cette époque quelques dentiers d'après notre nouveau procédé et j'en attendis les résultats avant de le mettre journellement en usage; lorsque je vis qu'au bout de six mois, un an, mes pièces mises à l'essai étaient en aussi bon état que le premier jour, nous résolûmes, enhardis par le succès,

de nous livrer complétement au perfection-
nement de cette heureuse découverte. Je
renonçai à prendre mes empreintes à la cire
afin d'obtenir plus de justesse dans la fabrication de mes pièces et j'employai un moyen
infiniment préférable; je fis fabriquer des
dents spéciales afin d'obtenir une résistance
suffisante pour le broiement des aliments
durs; je ne reculai enfin devant aucune dé-
pense, aucun sacrifice pour me procurer les
appareils nécessaires, décidé que j'étais à
mettre tout en œuvre pour porter notre
invention à son plus haut point de per-
fection.

Relativement à la question ornementale,
si je puis m'exprimer ainsi, il est excessi-
vement difficile, sinon imposible, de recon-
naître parmi les dents naturelles les dents
artificielles placées d'après notre procédé.
Mes dentiers à monture rosée (couleur des
gencives), par leur fabrication et leur pose,
échappent à tous les reproches que l'on
est en droit de faire aux pièces artificielles
en général, lesquelles, formées de corps

rigides, compriment les parties molles de la bouche, rendent la mastication difficile et douloureuse, par conséquent incomplète et par suite défavorable à la digestion.

J'obtiens, avec des compositions spéciales se durcissant à volonté en tout ou en partie, des obturateurs pour les accidents de la voûte palatine; les pièces fabriquées d'après mon procédé ont reçu l'approbation de médecins distingués.

Fixé à Nice depuis quelque temps, je m'occupe de tout ce qui concerne l'art dentaire et tiens à la disposition de mes clients tout ce qui est nécessaire à l'entretien de la bouche.

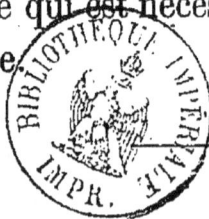

Mon Cabinet est rue Masséna, 30.

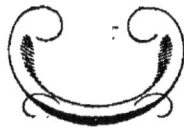